Pierre GALONNIER
Docteur en Médecine

# RECHERCHES

## Sur l'Administration et l'Elimination

DU

# SULFARSÉNOL

## Au cours de la Syphilis

TOULOUSE
IMPRIMERIE V^ve BONNET
2, Rue Romiguières, 2

1920

# RECHERCHES

## Sur l'Administration et l'Élimination

DU

# SULFARSÉNOL

## Au cours de la Syphilis

Pierre GALONNIER
Docteur en Médecine

# RECHERCHES

## Sur l'Administration et l'Elimination

DU

# SULFARSÉNOL

## Au cours de la Syphilis

TOULOUSE
IMPRIMERIE Vve BONNET
2, Rue Romiguières, 2

1920

# INTRODUCTION

L'administration des arsénobenzols se fait à peu près uniquement par la voie intraveineuse, qui seule permet pratiquement d'injecter des doses suffisantes. Ni la voie sous-cutanée, ni la voie juxta-aponévrotique, ni même la voie intramusculaire ne sont vraiment supportables dans l'immense majorité des cas.

Malgré ses avantages incontestables, la médication intravasculaire présente quelques inconvénients. L'injection intraveineuse n'est pas toujours aussi aisée que le disent les livres, et il suffit d'en avoir pratiqué un certain nombre pour se rendre compte des difficultés, voire des impossibilités, qui peuvent se rencontrer, notamment chez les enfants, les sujets gras, etc.

Il était donc naturel de chercher une voie d'introduction plus facile, offrant des garanties suffisantes d'innocuité et d'efficacité dans le traitement de la syphilis.

La voie buccale et la voie rectale ont été essayées; mais les résultats thérapeutiques ne sont pas aussi sûrs, aussi constants et aussi profonds que ceux observés dans la méthode des injections intraveineuses.

Les voies intramusculaire et sous-cutanée, quoique très séduisantes, n'ont pas donné les résultats qu'on était en droit d'espérer. Les injections huileuses de Néosalvarsan intramusculaires sont particulièrement douloureuses pour des sujets vaquant à leurs occupations, et provoquent fréquemment des indurations, des éliminations, des scléroses des muscles. Leur activité surtout est diminuée par rapport à celle des injections intraveineuses.

Le praticien pouvait donc souhaiter un médicament peu nocif pour le tissu cellulaire, mais ayant cependant une efficacité aussi prompte que celle des autres arsénicaux.

M. Lehnhoff-Wyld a proposé le Sulfarsénol, que nous avons expérimenté dans le service de M. le professeur Audry.

On a traité, à la clinique de dermatologie et de syphiligraphie de Toulouse, un certain nombre de malades atteints de syphilis, par le sulfarsénol. Les observations cliniques et les résultats thérapeutiques obtenus ont fait l'objet d'un travail de M. Chatellier, chef de clinique de la Faculté. Ayant utilisé les urines de ces mêmes sujets pour l'étude de l'élimination, nous reproduirons ici une partie du travail de M. Chatellier, qui contient précisément nos observations cliniques.

Nous avons aussi examiné l'élimination de l'arsenic par les urines chez quelques sujets ayant reçu le sulfarsénol par la voie intramusculaire et par la voie intraveineuse.

Nous ne pourrons donner que des indications bien incomplètes sur l'élimination totale de l'arsenic par rapport aux quantités de sulfarsénol injecté, à cause des difficultés matérielles que nous avons rencontré quand il s'agissait de recueillir, d'une manière prolongée et authentique, la totalité des urines de malades, souvent peu dociles, et qu'il n'est d'ailleurs pas facile d'hospitaliser.

De même, nous n'avons pu qu'esquisser la comparaison de l'élimination de l'arsenic après le sulfarsénol, avec celle de l'arsenic après les autres arsénobenzènes. Nous laissons à d'autres le soin d'achever une étude qui exigerait encore de longs mois et à laquelle il ne nous est pas possible de les consacrer.

Nous diviserons donc notre travail en deux parties :

Dans la première, nous reproduirons en partie (d'après Chatellier), les observations de malades traités par le sulfarsénol et les résultats thérapeutiques obtenus : nous pourrons y joindre quelques faits nouveaux intéressants, observés chez des enfants.

Dans la deuxième, nous étudierons l'élimination arsénicale par les urines, chez ces mêmes malades ayant reçu du sulfarsénol intramusculaire et exceptionnellement intraveineux ; nous la comparerons à cette même élimination, telle que nous l'avons mesurée nous-même après l'injection intraveineuse de Novarsénobenzol.

Toutes nos recherches ont pour objets et sujets des *syphilitiques*.

---

# PREMIÈRE PARTIE

## Traitement de la syphilis par les injections intramusculaires de Sulfarsénol.

---

La constitution et les propriétés chimiques du nouveau composé arsénical ont été exposées dans le travail de MM. Lévy-Bing, Lehnhoff-Wyld et Gerbay paru dans les *Annales des Maladies Vénériennes*, n° 9, 1919, et auquel on pourra se reporter pour plus amples renseignements.

Nous indiquons ici, à titre de mémoire, les différences de constitution chimique, entre le salvarsan, le néosalvarsan et le sulfarsénol.

Le salvarsan est le chlorhydrate de la base suivante :

As = As

$NH^2$ OH — OH $NH^2$ (diaminodioxypara-arsénobenzol).

Le néosalvarsan (ou 914) résulte de la combinaison de la base du salvarsan avec la formaldhéhyde-sulfoxylate de sodium :

As = As

$H^2N$ ... $NH-CH^2.O.S.ONa$. ou Néosalvarsan.

OH OH

Le sulfarsénol lui « se compose de la base du salvarsan d'une part et d'une molécule de sulfite acide de soude de l'autre, ces deux constituants reliés entre eux par le glycol le plus simple, le méthane-diol dont un hydroxyle a fait place à un amidogène de la base du salvarsan et l'autre a été substitué par le reste sulfureux (1) » :

As = As

O

$H^2N$ ... $NH, CH^2.O.S.ONa$ ou Sulfarsénol.

OH OH

MM. Lévy-Bing, Lehnhoff-Wyld et Gerbay ont employé le sulfarsénol en injections intraveineuses et sous-cutanées. Ils n'ont utilisé la voie intramusculaire qu'à titre expérimental et pour de faibles doses (0,12-0,18 centigrammes en un centimètre cube d'eau distillée).

---

(1) *Annales des Maladies Vénériennes*, nº 9, 1919.

MM. Yernaux et R. Bernard ont étudié méthodiquement l'injection sous-cutanée de sulfarsénol. Ils ont pu injecter, en une seule fois, 1 gr. 20 de sulfarsénol dans 20 centimètres cubes d'eau distillée. La dose mensuelle maxima atteinte par ces derniers, sans accidents, a été de 12 grammes.

M. R. Bernard de Bruxelles, a surtout pratiqué la méthode intraveineuse.

## 1° TECHNIQUE EMPLOYÉE

Sur les conseils de notre maître le professeur Audry, L. Chatellier s'en est tenu presque uniquement à l'injection intramusculaire en solutions concentrées. La dissolution a été faite à raison de 0,30 centigrammes ou fraction de 0,30 centigrammes par centimètre cube de liquide employé.

Il a d'abord utilisé une solution saturée de glucose, pour rendre l'injection plus facilement supportable ; mais ce liquide sirupeux était désagréable aux doigts et la dissolution du sulfarsénol très lente. L'eau distillée employée ensuite donna une dissolution plus rapide et plus commode.

Les injections ont été souvent douloureuses (meurtrissure ou engourdissement du membre inférieur, douleur vive dans la fesse); mais ces phénomènes ne sont pas de longue durée (6 à 10 heures) et gênent peu le travail et la marche.

Afin de supprimer ou d'atténuer cet élément douloureux, M. Chatellier essaya ensuite de dissoudre le sulfarsénol dans une solution de stovaïne, de novocaïne et de cocaïne à 1 °/₀. Les résultats obtenus n'ont pas permis de constater, d'une façon sûre et certaine, l'effet de l'analgésique employé.

Les doses de sulfarsénol injectées à nos malades par voie intramusculaire ont été progressives. « Au début, nous avons injecté de faibles doses : 0 gr. 12-0 gr. 18 centigr. pour tâter la susceptibilité des malades. L'injection s'est montrée peu douloureuse. Bientôt nous avons administré 0 gr. 30, 0 gr. 48, 0 gr. 60 à raison de 0 gr. 30 par fesse. Mais la douleur occupant les deux fesses gênait trop les malades. Nous avons alors injecté 0 gr. 60 dans une seule fesse; puis 0 gr. 36 et 0 gr. 42 dans les deux fesses à la fois. Après quelques tâtonnements, nous nous sommes arrêtés à la dose courante de 0 gr. 60, dans un centicube et dans une fesse, tous les 6-7 jours ».

L'injection de ces solutions très concentrées ne provoque pas de réactions locales appréciables. Dans un cas, M. Chatellier a trouvé, huit jours après une injection, un abcès dont le malade ignorait lui-même l'existence, et guéri par une simple ponction avec l'aiguille à injecter.

Nous transcrivons ci-dessous les observations

des seuls malades dont nous avons pu examiner les urines. Nous y ajouterons les observations récentes, très intéressantes au point de vue clinique, de deux enfants traités avec succès par le sulfarsénol.

## 2° OBSERVATIONS CLINIQUES

### Observation I

P. A., 20 ans. — Gros chancre balano-préputial.

22 novembre 1919, 0 gr. 18 de sulfarsénol avec sérum glucosé. Le lendemain, spirochètes.

25 novembre, 0 gr. 30 bien tolérés. Le 26 ultra négatif. Le 28 novembre R. W. ++ fort.

29 novembre, 0 gr. 40, douleurs pendant 12 heures sans réaction.

3 décembre, 0 gr. 40, peu de douleur.

8 décembre, 0 gr. 40, chancre en bonne voie de cicatrisation, adénopathie très diminuée.

12 décembre, 0 gr. 48.

16 décembre, 0 gr. 48, en solution dans l'eau distillée.

20 décembre, 0 gr. 48, chancre cicatrisé, adénopathie presque complètement résolue.

24 décembre, 0 gr. 48, induration grosse comme un haricot. R. W. négative.

Le 30 janvier 1920, R. W. toujours négative, sans autre traitement.

### Observation II

P. A., 28 ans. — Chancre du fourreau ; roséole.

22 novembre 1919, 0 gr. 18 de sulfarsénol avec sérum glucosé.

25 novembre, 0 gr. 30, douleur légère. Le 28, R. W. ++ fort.

29 novembre, 0 gr. 40, douleur pendant 12 heures.

3 décembre, 0 gr. 40.

8 décembre, 0 gr. 40.

12 décembre, 0 gr. 40, petite crise nitritoïde, durant 5 à 6 minutes.

16 décembre, 0 gr. 48, nouvelle crise nitritoïde très courte, adrénaline 1/4 de milligramme.

22 décembre, 0 gr. 48, en solution dans l'eau distillée, peu de douleurs.

26 décembre, 0 gr. 48.

30 décembre, 0 gr. 42.

Total : 3 gr. 94 de sulfarsénol.

R. W., négative.

## Observation III

D. H..., 44 ans. — Gros chancre du fourreau, large et ulcéré.

8 décembre, 0 gr. 40 de sulfarsénol, ultra positif. La cicatrisation commence le 9 ; ultra négatif.

13 décembre, 0 gr. 40.

18 décembre, 0 gr. 48 avec eau distillée. Le 22 décembre, douleurs à l'endroit de l'injection précédente.

27 décembre, 0 gr. 40, cicatrisation presque complète.

2 janvier 1920, 0 gr. 40, douleurs assez intenses durant 2 à 3 jours.

7 janvier, 0 gr. 60 dans une solution de novocaïne à 1 °/₀ ; pas de douleurs.

12 janvier, 0 gr. 60 (novocaïne) ; une ponction faite au niveau de la précédente piqûre ramène un liquide louche mais pas de douleurs.

16 janvier, 0 gr. 40.

Total : 4 gr. 16 de sulfarsénol.

Le 30 janvier, R. W., négative.

### Observation IV

O..., 27 ans. — Chancre préputial, datant de 3 à 4 jours à peine, légèrement érosif.

8 décembre 1919, 0 gr. 60 de sulfarsénol (0,30 par fesse), ultra positif, Le 9, douleurs violentes, fièvre, spirochètes peu nombreux, très peu mobiles.

15 décembre, 0 gr. 40 avec eau distillée, cicatrisation du chancre achevée.

20 décembre, 0 gr. 42.

24 décembre, 0 gr. 42, douleurs tenaces empêchant la marche le premier jour.

30 décembre, 0 gr. 42, douleurs peu vives.

5 janvier 1920, 0 gr. 42.

12 janvier, 0 gr. 60 avec novocaïne à 1 %.

19 janvier, 0 gr. 48.

26 janvier, 0 gr. 48.

Total : 4 grammes de sulfarsénol.

### Observation V

L. L..., 23 ans. — Gros chancre de la lèvre ; roséole.

9 décembre 1919, 0 gr. 60 (0,30 à chaque fesse). Ultra positif à 11 heures. Spirochètes nombreux. Ultra à 16 heures : spirochètes rares, peu mobiles.

15 décembre, 0 gr. 60 avec eau distillée, dans une seule fesse. Cicatrisation rapide du chancre, pas de réactions locales à une telle dose.

22 décembre, 0 gr. 60, peu de douleurs locales.

29 décembre, 0 gr. 60. Cicatrisation achevée.

5 janvier 1920, 0 gr. 60, gêne de la marche pendant deux jours.

12 janvier, 0 gr. 60 avec novocaïne à 1 %.

20 janvier, 0 gr. 60.

Total : 4 gr. 20 de sulfarsénol.

Le 30 janvier, R. W., négative.

### Observation VI

B. P..., 29 ans. — Double chancre du prepuce. Volumineuse adénopathie ; lésions datant de plus de 40 jours.

15 décembre 1919, 0 gr. 60 de sulfarsénol à une seule fesse ; solution avec eau distillée, douleurs violentes (??) pendant 10 à 12 heures. Le 21 décembre, douleurs encore vives la nuit, au niveau de l'injection.

22 décembre, 0 gr. 40.

27 décembre, 0 gr. 40, chancres et adénopathies en très bonne voie de guérison.

Le malade quitte l'hôpital le 31 décembre et cesse tout traitement.

### Observation VII

S. T..., 23 ans. — Syphilis secondaire. Plaques muqueuses du prépuce.

17 décembre 1919, 0 gr. 60 de sulfarsénol (intraveineux), amélioration notable. Le malade est renvoyé de l'hôpital le 24 décembre pour indiscipline, et traité ambulatoirement au novarsénobenzol.

### Observation VIII

D. J..., 41 ans. — Syphilis tertiaire.

Myosite scléro-gommeuse du sterno-cléido-mastoïdien droit, qui est ligneux dans sa moitié inférieure. A l'insertion sternale, volumineuse gomme ulcérée depuis quatre mois ; infiltration et congestion intenses des segments de la région. Elimination de bourbillons volumineux, trajet de 5 à 6 centimètres le long du muscle. Pas d'os nécrosés ou dénudés.

17 décembre 1919, 0 gr. 40 de sulfarsénol avec eau distillée. R. W., négatif.

22 décembre, 0 gr. 40. Le 24, le muscle paraît moins gros ; l'ulcération ne diminue pas ; mais purulence assez forte, liquide, légèrement granuleuse. Pas de douleurs locales, pas de douleurs au niveau des piqûres.

27 décembre, 0 gr. 42.

1er janvier 1920, 0 gr. 42, Le 2 janvier, R. W. + fort. Les lésions diminuent rapidement.

5 janvier, 0 gr. 42, amélioration très manifeste. Le muscle s'est assoupli et reprend à peu près son volume normal. L'ulcération est rouge et de bon aspect ; pas de bourbillon. La gomme sterno-costale s'est affaissée.

9 janvier, 0 gr. 48. Evacuation de la gomme sterno-costale.

13 janvier, 0 gr. 48, avec solution de stovaïne à 1 %. Pendant tout le traitement, douleurs peu violentes.

17 janvier, 0 gr. 48.

24 janvier, 0 gr. 48. Cicatrisation presque achevée : Ulcération large comme une pièce de 0 fr. 20 en argent.

Total : 4 gr. 10 de sulfarsénol. Nous n'avons pas pu faire une troisième R. W.

### Observation IX

U.. 45 ans. — Large chancre du méat et du gland, datant de 15 jours.

20 décembre 1919, 0 gr. 72 de sulfarsénol avec eau distillée (0,36 à chaque fesse). Ultra ++ à 18 h. 30. Douleurs jusqu'à 4 heures du matin. Le 21, ultra + : spirochètes rares, mais certains.

29 décembre, 0 gr. 48. Douleurs extrêmement violentes

au moment même de l'injection, calmées par compresses chaudes.

4 janvier, 0 gr. 60 avec solution de novocaïne à 1 %. Douleurs.

12 janvier, 0 gr. 60 avec solution de stovaïne à 1 %. Douleurs encore.

20 janvier, 0 gr. 60. Cicatrisation achevée.

27 janvier, 0 gr. 48.

2 février, 0 gr. 40.

Total : 3 gr. 98 de sulfarsénol.

### Observation X

Louise M..., 20 ans.

Syphilis secondaire. Plaques muqueuses de la vulve. Petite plaque dépapillée de la langue. Métrite, uréthrite et rectite blennorhagiques.

24 décembre 1919, 0 gr. 48 de sulfarsénol en solution dans eau distillée. Peu de douleurs.

29 décembre, 0 gr. 42, peu de douleurs ; pas de réaction locale.

2 janvier 1920, 0 gr. 42, peu de douleurs. Les lésions vulvaires s'affaissent.

7 janvier, 0 gr. 60, avec solution de novocaïne à 1 %. Peu de douleurs prolongées.

12 janvier, 0 gr. 60, avec solution de stovaïne à 1 %. Les lésions vulvaires sont guéries.

20 janvier, 0 gr. 60.

30 janvier, 0 gr. 48.

Total : 4 grammes de sulfarsénol.

### Observation XI

Blanche H..., 28 ans.

Plaques muqueuses hypertrophiques de la vulve ; R. W. +.

24 décembre 1919, 0 gr. 48 de sulfarsénol avec eau distillée. Œdème douloureux de la fesse gauche.

29 décembre, 0 gr. 30.

2 janvier 1920, 0 gr. 42 ; peu de douleurs.

7 janvier, 0 gr. 60, avec solution de novocaïne à 1 % : les douleurs sont plus intenses, tenaces, durant le 6e jour après l'injection. Pas de réaction locale apparente.

12 janvier, 0 gr. 60, avec une solution de stovaïne à 1 %.

20 janvier, 0 gr. 60. Les lésions sont cicatrisées et guéries.

31 janvier, 0 gr. 48.

6 février, 0 gr. 42.

Total : 4 grammes de sulfarsénol.

### Observation XII

Louise M..., 21 ans.

Plaques muqueuses de la langue. Roséole.

29 décembre 1919, 0 gr. 42 de sulfarsénol avec de l'eau distillée. Peu de douleurs ; pas de réaction de Herxheimer.

2 janvier 1920, 0 gr. 42. Douleurs au niveau de l'injection.

7 janvier, 0 gr. 60, avec une solution de novocaïne à 1 %. Les douleurs sont plus vives, mais fugaces.

12 janvier, 0 gr. 60, avec une solution de stovaïne à 1 %. Les douleurs persistent encore, mais moins violentes.

20 janvier, 0 gr. 60 de sulfarsénol (intraveineux).

2 février, 0 gr. 48 de surfarsénol (intraveineux).

La malade quitte le service et y revient pour métrite gonococcique violente.

### Observation XIII

M. D., âgé de 20 ans. — Espagnol.

Chancre balano-préputial, sous phimosis, avec œdème et douleurs.

1er janvier 1920, 0 gr. 72 de sulfarsénol, avec de l'eau distillée. L'injection est pratiquée à une seule fesse. Peu de douleurs. A l'ultra, pas de spirochètes, mais de très nombreux Réfringens.

12 janvier, 0 gr. 60, avec une solution de stovaïne à 1°/o. Peu de douleurs. Au 6e jour, le malade peut découvrir le gland et ne souffre plus.

22 janvier, 0 gr. 60. Le chancre est à peu près cicatrisé.

29 janvier, 0 gr. 60.

5 février, 0 gr. 42. Le chancre est complètement cicatrisé. Le malade ne présente au cours du traitement aucune réaction ; la tolérance est parfaite.

12 février, 0 gr. 42. Le malade quitte l'hôpital et est traité ambulatoirement au novarsénobenzol.

### Observation XIV

D. M., 19 ans. — Espagnol.

Chancre balano-préputial.

2 janvier 1920, 0 gr. 80 de sulfarsénol avec de l'eau distillée (0 gr. 40 dans chaque fesse). L'ultra fait 17 heures après l'injection, est négatif. Le 10 janvier, le chancre est cicatrisé.

12 janvier, 0 gr. 60 avec une solution de stovaïne à 1 °/o ; peu de douleurs.

22 janvier, 0 gr. 60. L'adénopathie est presque résolue. Le chancre primitif a fait place à une cicatrice souple.

31 janvier, 0 gr. 48.

5 février, 0 gr. 42.

12 février, le malade reçoit ce jour-là 0 gr. 60 de novarsénobenzol intraveineux et quitte l'hôpital.

## Observation XV

A. R., 45 ans.

Syphilis secondaire grave : Papules larges sur les membres, le tronc, la verge. Etat de fatigue et de dépression. Adénopathie généralisée : ganglions volumineux, durs, dans les aines, la fosse iliaque, les aiselles, le cou. Examen du sang : rien de particulier, sauf une mononucléose exagérée. Pas de forme. Syphilis, datant de deux ans. Le malade a fait deux cures arsénicales de 5 injections chacune (3 gr. 75 de novarsénobenzol intraveineux).

14 janvier 1920, 0 gr. 60 de sulfarsénol (intraveineux).

21 janvier, 0 gr. 75, intraveineux. On constate une amélioration très rapide des lésions cutanées ; les papules s'affaissent. L'adénopathie est en voie de régression rapide ; l'état général devient meilleur.

31 janvier, 0 gr. 48 de sulfarsénol intraveineux. Pas de douleurs ; tolérance parfaite du médicament. L'amélioration continue.

7 février, 0 gr. 42 de sulfarsénol intraveineux. Le traitement est ensuite continué au novarsénobenzol.

Voici deux observations inédites, incomplètes en raison de leur date trop récente, mais bien intéressantes, parce qu'elles se rapportent à des enfants à qui les autres arsénicaux ne pouvaient pas être administrés.

### Observation XVI

C. Y., enfant de 18 mois. — Contagion maternelle. Chancre induré de la région sacro-iliaque droite. Adénopathie inguinale droite. L'enfant présente en même temps des périostoses de l'extrémité inférieure de l'humérus droit et du tibia gauche. Ultra ++.

19 mars, injection sous-cutanée profonde de 0, 12 centigrammes de sulfarsénol dans 2 centimètres cubes d'eau distillée.

23 mars, 0,12 centigrammes de sulfarsénol. Amélioration sensible du chancre et des périostoses humérale et tibiale.

27 mars, 0 gr. 12 de sulfarsénol. Le chancre est presque cicatrisé. La périostose tibiale a presque complètement disparu. L'humérus reste encore un peu gros et douloureux. Aucune réaction locale ou générale au médicament.

31 mars, 0 gr. 12 de sulfarsénol. L'amélioration continue. L'enfant se sert de son bras.

15 avril : chancre cicatrisé : périostites disparues ; on continue le traitement.

### Observation XVII

D. S., enfant de 5 mois. — Syphilis héréditaire. L'enfant est nourri au biberon. Le Wassermann de la mère est fortement positif ; celui de la nourrice sèche est négatif. L'enfant présente des syphilides disséminées sur tout le corps et en particulier la face et le cuir chevelu. Attitude constante en opisthotonos. Mauvais état général ; amaigrissement.

7 avril, 0 gr. 05 de sulfarsénol en injection sous-cutanée profonde, dans 2 centimètres cubes d'eau distillée. Bien toléré. Amélioration de l'état général au 2e jour. L'enfant tète mieux et dort.

10 avril, 0 gr. 05 de sulfarsénol. Amélioration très sensible. Les syphilides s'affaissent. L'enfant ne présente aucune réaction locale ou générale au médicament. Amélioration extraordinairement rapide de tous les accidents. Tolérance parfaite.

14 avril, 0 gr. 06 de sufarsénol. Le mieux continue.

Dans ces deux cas, l'efficacité apparait comme très satisfaisante, on peut au moins affirmer que la tolérance a été parfaite : à vrai dire, l'administration a été peut-être intraconjonctive autant qu'intramusculaire.

## 3° RÉSULTATS THÉRAPEUTIQUES OBTENUS

Les malades traités par le sulfarsénol ont été choisis parmi ceux présentant des accidents intenses, de caractère infectieux.

Les résultats peuvent être examinés au point de vue clinique et au point de vue expérimental.

### A. Résultats cliniques

*a)* Les chancres traités, quoique à un stade très avancé, ont été cicatrisés au bout de 24 à 25 jours, après l'absorption d'environ 2 grammes de sulfarsénol. L'épidermisation du chancre volumineux mentionné dans l'observation I s'est effectuée très rapidement. Les chancres de la lèvre, pourtant très résistants, cicatrisent au bout du même laps de temps. L'adénopathie suit une marche parallèle.

La quantité de médicament injecté paraît avoir une influence sur la cicatrisation rapide des gros chancres ulcéreux ou infectés. Pour le néosalvarsan, M. le Professeur Audry emploie des doses massives d'emblée. Avec le sulfarsénol, après avoir tâté la susceptibilité des malades, on est arrivé à injecter 0,60, 0,72, 0,80 centigrammes en une seule fois. M. Chatellier a obtenu avec cette dernière dose la réparation épidermique d'un chancre balanique (observation XIV) au bout de huit jours.

*b)* Chez les malades porteurs d'accidents secondaires, les résultats ne sont pas inférieurs à ceux obtenus sur le chancre. On voit les syphilides cutanées céder très rapidement. Les lésions vulvaires s'affaissent au bout de peu de jours, et après la quatrième injection le tégument a repris son aspect ordinaire (observation X).

*c)* L'activité du sulfarsénol se montre encore favorable dans les accidents tertiaires. « Chez le malade de l'observation VIII, l'amélioration est manifeste dès la quatrième injection à 0,42 centigrammes ; le muscle reprend sa souplesse et au bout d'un mois et demi environ, il ne reste plus qu'une ulcération large comme une pièce de 0 fr. 20 en argent. »

En somme, au point de vue clinique, l'efficacité du sulfarsénol est comparable à celle du novarsénobenzol intraveineux.

## B. — Résultats expérimentaux

*a)* Action sur les tréponèmes.

L'action du néosalvarsan est très rapide sur les tréponèmes du chancre. Avec le sulfarsénol on retrouvait souvent des spirochètes le lendemain de l'injection; mais jamais le troisième jour. A ce point de vue, l'action du sulfarsénol serait donc plus lente que celle du néosalvarsan. Il est vrai que les doses du sulfarsénol employées étaient dans beaucoup de cas trop faibles.

*b)* Réaction sérologique.

Beaucoup de malades étant porteurs de chancres trop récents pour que la réaction de Wassermann ait une valeur absolue, on n'a pu la rechercher que chez quelques sujets atteints depuis un mois au moins. Chez quatre d'entre eux, fortement positive avant tout traitement, la R. W. s'est montrée nettement négative, après un traitement de 4 grammes de sulfarsénol.

Dans un cinquième cas examiné particulièrement à la publication de son travail, M. Chatellier a constaté encore une fois une réaction négative après le traitement.

### C. — Tolérance et Parergies

L'injection intramusculaire de sulfarsénol en solutions très concentrées, n'a guère provoqué chez nos malades de réactions locales appréciables. Nous n'avons pas observé la Réaction d'Herxheimer. Toutefois un de nos malades a présenté deux petites crises nitritoïdes. Ce fait important, dit M. Chatellier, « montre que ces crises ne sont pas en rapport avec l'administration intraveineuse, mais sont bien dues à l'arsenic lui-même, quelle que soit la voie d'absorption ». Dans un autre cas, chez une hérédo-syphilitique de 18 ans, une injection intrafessière de 0,18 a provoqué, au bout de 10 heures, un érythème arsénical typique. La tolérance chez les deux enfants traités par le sulfarsénol (observation XVI et XVII) a été parfaite.

## RÉSUMÉ

On peut donc conclure avec M. Chatellier, que le sulfarsénol employé sous forme d'injections intramusculaires donne des résultats thérapeutiques égaux à ceux obtenus par n'importe quel autre traitement antisyphilitique. Aussi, quoique parfois plus désagréable que l'injection intraveineuse, l'injection intramusculaire de sulfarsénol, pourra être avantageusement employée chez les enfants (observations XVI et XVII), les sujets gras, en un mot toutes les fois que l'intraveineuse se présentera comme d'une application difficile ou impossible.

# DEUXIÈME PARTIE

## Élimination urinaire de l'arsenic après l'administration du Sulfarsénol.

(Analyses du laboratoire de Chimie biologique de la Faculté de Médecine (Pr. ALOY)

---

### 1° Choix d'une méthode de recherches

La recherche de l'arsenic a suscité l'emploi de méthodes variées, d'une application plus ou moins facile et dont les résultats offrent tous les degrés de précision.

La méthode de Marsh, modifiée dans ses applications par A. Gauthier et G. Bertrand, peut être considérée comme la plus sûre; mais elle est très longue et offre de nombreuses difficultés dans son emploi.

La méthode d'Abelin (action de la résorcine en milieu alcalin après la réaction de diazotation), la méthode de Hefti (papier au chlorure mercurique), suffisantes pour des analyses qualitatives, n'ont pu nous donner des résultats suffisamment précis pour des analyses quantitatives.

Nous avons donné la préférence à la méthode de Bougault (méthode de réduction par les hypophosphites). C'est la méthode classique dans la recherche de l'arsenic contenu dans les médicaments et les préparations pharmaceutiques. Elle est pour nous la méthode de choix, parce qu'elle est très simple dans son application, suffisamment précise pour les recherches purement cliniques et quantitatives, et aussi parce qu'elle nous donne la facilité de faire des expériences en séries, nécessitées par le nombre de nos analyses.

### 2° Méthode de Bougault.

Cette méthode a été utilisée pour la première fois par Engel et Bernard.

« Ces auteurs précipitaient l'arsenic par un excès d'acide hypophosphoreux ($PO^2H^3$) et dosaient ensuite l'arsenic isolé, en l'oxydant à l'état d'acide arsénique ($AsO^4H^3$), par une solution d'iode agissant sur le milieu rendu alcalin par du bi-carbonate de soude. »

Grâce aux recherches du Vuaflart, on arriva à rendre cette réaction plus sensible. La méthode de Bougault consiste : « à traiter la solution arsénicale à titrer, en milieu fortement sulfurique, par un excès d'hypophosphite de soude dans des conditions nettement définies. »

On a pu obtenir ainsi un précipité, variant du jaune au brun foncé, pour des doses d'arsenic comprises entre 0,005 milligrammes et 5 milligrammes. Pour des masses plus faibles, l'arsenic peut se révéler par une simple opalescence de la liqueur et par comparaison avec des liqueurs de titre connu, traitées comme la liqueur à doser, nous permettre d'apprécier la teneur en arsenic des échantillons à examiner.

### 3° Technique suivie au cours de nos analyses.

La méthode de Bougault, employée par A. Kling, directeur du laboratoire municipal de Paris, dans le dosage de l'arsenic contenu dans les glucoses et dans les bières du commerce, lui a permis de révéler de $2 \times 10^{-6}$ à $4 \times 10^{-5}$ d'arsenic métalloïdique. Nous avons suivi une technique analogue à celle employée par M. Kling dans toutes nos analyses.

« Pour éviter toute cause d'erreur venant du fait de la présence, dans les urines de nos malades, de corps organiques qui auraient pu gêner ou fausser nos réactions, nous avons procédé systématiquement, dans toutes nos analyses, à la destruction de la matière organique des urines, suivant la méthode de Denigès. »

Nous portons à l'ébullition dans une capsule en porcelaine, cent centimètres cubes d'urine à analyser, vingt centimètres cubes d'acide azotique à 40° et vingt gouttes de permanganate de potasse à un pour cent. Nous recouvrons le tout d'un entonnoir en verre lorsque la mousse du début, d'ailleurs peu abondante, est tombée. Quand le volume de la masse est réduit à 20-25 centimètres cubes, nous ajoutons à nouveau vingt centimètres cubes d'acide azotique et nous chauffons jusqu'à réduction de 12 ou 15 centimètres cubes. Nous ajoutons à chaud 5 centimètres cubes d'acide sulfurique pur (dix cc. dans le cas d'urines fortement diabétiques). Nous chauffons jusqu'à fort noircissement et émission de vapeurs blanches. La destruction et la décoloration de la masse est achevée, comme dans le cas général, par oxydation azotique.

Le liquide incolore ainsi obtenu est concentré jusqu'à un certain volume à peu près constant. Nous ajoutons alors le double (environ) de son volume d'eau distillée, en ayant soin de ramener le tout à un volume déterminé, toujours le même dans toutes nos expériences.

C'est avec cette solution renfermant l'arsenic, s'il s'en trouve, à l'état d'acide arsénique, que nous procédons à la recherche. Il suffit d'additionner 5 centimètres cubes de la liqueur à doser, d'un égal volume de réactif de Bougault (1), et de chauffer le mélange au bain-marie. Si au bout du temps voulu (15 minutes environ), il s'est manifesté, dans le tube où nous faisons l'essai, une teinte variant du jaune au brun foncé, *a fortiori* un trouble, nous pouvons conclure à la présence de l'arsenic dans les urines examinées.

Les données que nous avons jusqu'ici sont purement qualitatives.

La méthode calorimétrique et diaphanométrique de Denigès nous a permis d'apprécier la valeur en poids d'arsenic contenu dans les échantillons examinés. Nous avons établi, suivant ses indications, une série de tubes identiques, contenant le même volume R de réactif de Bougault et le même volume S de solutions titrées d'arsenic métalloïdique, mais de titre croissant (tubes-étalons variant entre 0,01 milligramme et 5 milligrammes). Dans d'autres tubes de même calibre, nous avons mis toujours un volume R de réactif égal à celui des tubes-étalons et un égal volume de la solution à analyser. En nous plaçant tou-

---

(1) Réactif de Bougault : A une dissolution de 20 grammes d'hypophosphite de sodium dans 20 c. c. d'eau distillée, ajouter 200 c. c. d'acide chlorhydrique (D = 1,18) ; après refroidissement complet, filtrer sur un tampon de coton.

jours dans les mêmes conditions d'éclairement, nous avons examiné quel est, des tubes-étalons, celui dont la coloration se rapproche le plus de celle du tube contenant la solution à titrer. Ce rapprochement de coloration nous a permis de conclure que la composition des deux liquides contenus dans ces deux tubes est très voisine sinon identique, et d'apprécier ainsi quantitativement la teneur en arsenic des échantillons à doser.

Pour nous trouver toujours dans les conditions strictement comparables, nous permettant de diminuer les causes d'erreur, la solution d'arséniate de soude utilisée pour l'échantillonnage de nos tubes-étalons a été faite dans des urines normales auxquelles nous avons fait subir la destruction et la décoloration suivant la méthode de Denigès avant de faire agir le réactif de Bougault.

Nous avons pu, quelquefois, apprécier des quantités d'arsenic de l'ordre de $5 \times 10^{-4}$; mais à cause des difficultés matérielles extrêmes que nous avons rencontré, nous avons dû nous contenter d'une appréciation de l'ordre de $1 \times 10^{-2}$ (0,01 milligr.).

Au-dessous de ce chiffre, nous avons noté simplement, par une analyse qualitative, la présence de l'arsenic que nous indiquons par le mot

« traces » dans notre exposé et dans nos courbes d'élimination. Cette appréciation nous a paru suffisante, pour le but de nos recherches.

La quantité d'arsenic métalloïdique éliminée est exprimée, dans toutes nos analyses, *en milligrammes et fractions de milligrammes* pour un volume d'urines toujours égal à 100 centimètres cubes.

Les numéros des observations cliniques exposées dans la première partie de notre travail sont mentionnés dans chaque analyse correspondante.

### 4° Elimination arsénicale par les urines dans la sulfarsénothérapie intramusculaire.

#### A. — *Résultats des analyses.*

##### Analyse I

P. A. — Observation clinique I.

Le 29 novembre 1919, 0,40 centigrammes de sulfarsénol intramusculaire.

| | |
|---|---|
| 1re journée : 1/2 heure après l'injection. As. él........ | Traces. |
| 1re journée ; 1 h. 1/2 après.. | 0,05 |
| — 5 heures après. | 0,2 |
| 2e journée................ | 0,1 |
| 3e journée................ | 0,05 |
| 4e journée................ | 0,025 |
| 5e journée................ | Traces. |

Le 24 décembre, dernière injection. 0,48 de sulfarsénol. Urine examinée le 10 janvier 1920. Pas d'arsenic.

### Analyse II

P. A. — Observation clinique II.

Le 29 novembre 1918, 0,40 centigrammes de sulfarsénol intramusculaire.

| | |
|---|---|
| 1re journée : 1 heure après l'injection. As. él. | 0,05 |
| 1re journée : 3 heures après. | 0,1 |
| 2e journée | 0,2 |
| 3e journée | 0,05 |
| 4e journée | 0,05 |
| 5e journée | Traces. |

Le 30 décembre, dernière injection. 0,48 de sulfarsénol. Urine examinée le 11 janvier 1920. Traces d'arsenic.

### Analyse III

D. H. — Observation clinique III.

Le 8 décembre 1919, injection intramusculaire de 0 gr. 40 de sulfarsénol.

| | |
|---|---|
| 1re journée : 1 heure après l'injection. As. él. | Traces. |
| 1re journée : 3 heures après | 0,075 |
| 2e journée | 0,3 |
| 3e journée | 0,05 |
| 4e journée | 0,01 |
| 5e journée | Traces. |
| 6e journée | Traces. |

Le urines ayant servi à l'analyse de la sixième journée ont été recueillies quelques instants avant de pratiquer la deuxième injection de sulfarsénol.

Le 16 janvier 1920, dernière injection ; 0,40 de sulfarsénol.

### Analyse IV

O. V. — Observation clinique IV.

Le 8 décembre 1919, injection intramusculaire de 0 gr. 60 de sulfarsénol (0 gr. 30 à chaque fesse).

| | |
|---|---|
| 1re journée : 1 heure après l'injection. As. él........ | 0,01 |
| 1re journée : 5 heures après | 0,2 |
| 2e journée................ | 0,3 |
| 3e journée................ | 0,075 |
| 4e journée................ | 0,01 |
| 5e journée................ | 0,01 |
| 6e journée................ | Traces. |

### Analyse V

L. L. — Observation clinique V.

Le 9 décembre 1919, injection intramusculaire de 0 gr. 60 de sulfarsénol (0 gr. 30 à chaque fesse).

| | |
|---|---|
| 1re journée : 1 heure après l'injection. As él......... | 0,025 |
| 1re journée : 4 heures après | 0,1 |
| 2e journée................ | 0,4 |
| 3e journée................ | 0,05 |
| 4e journée................ | 0,05 |
| 5e journée................ | 0,01 |
| 6e journée................ | Traces. |

Dernière injection le 20 janvier 1920; 0 gr. 60.

Le 6 février, nous avons pu recueillir les urines de ce même malade. Nous n'avons pas trouvé de l'arsenic ce jour-là.

## Analyse VI

B. P. — Observation VI.

Le 15 décembre 1919, injection intramusculaire de 0 gr. 60 de sulfarsénol dans une seule fesse.

| | |
|---|---|
| 1re journée : 1 heure après l'injection. As. él......... | Traces. |
| 1re journée : 3 heures après. | 0,05 |
| 2e journée................. | 0,2 |
| 3e journée................. | 0,05 |
| 4e journée................. | 0,1 |
| 5e journée................. | 0,01 |
| 6e journée................. | Traces. |
| 7e journée................. | Traces. |

Ce malade accusait une certaine douleur au niveau de l'injection.

## Analyse VII

D. J. — Observation VIII.

Le 17 décembre 1919, injection intramusculaire de 0 gr. 40 de sulfarsénol.

| | |
|---|---|
| 1re journée : 1 heure après l'injection. As. él....... | Traces |
| 1re journée : 3 heures après.. | 0,025 |
| 2e journée................ | 0,1 |
| 3e journée................ | 0,2 |
| 4e journée................ | 0,05 |
| 5e journée................ | 0,01 |
| 6e journée................ | 0,01 ? |

L'élimination paraît assez lente chez ce malade.

### Analyse VIII

U... — Observation IX.

Le 20 décembre 1919, injection intramusculaire de 0 gr. 72 de sulfarsénol (0 gr. 36 à chaque fesse).

| | |
|---|---|
| 1re journée : 1 heure après l'injection. As. él........ | Traces |
| 1re journée : 4 heures après. | 0.05 |
| 2e journée................ | 0,2 |
| 3e journée................ | 0,2 |
| 4e journée................ | 0,075 |
| 5e journée................ | 0,01 |
| 6e journée................ | 0,01 |
| 7e journée................ | Traces. |

### Analyse IX

Louise M... — Observation X.

Le 7 janvier 1920, injection intramusculaire de 0 gr. 60 de sulfarsénol.

| | |
|---|---|
| 1re journée : 1 heure après l'injection. As. él........ | 0,025 |
| 1re journée : 5 heures après. | 0,07 |
| 2e journée................ | 0,5 |
| 3e journée................ | 0,05 |
| 4e journée................ | 0,01 |
| 5e journée................ | 0,01 |
| 6e journée................ | Traces. |
| 7e journée................ | Traces. |

Cette malade avait déjà reçu trois injections de sulfarsénol avant le 7 janvier.

### Analyse X

Blanche H... — Observation XI.

Le 7 janvier 1920, injection intramusculaire de 0 gr. 60 de sulfarsénol.

| | |
|---|---|
| 1re journée : 1 heure après l'injection. As. él........ | 0,01 |
| 1re journée : 5 heures après.. | 0,1 |
| 2e journée................ | 0,3 |
| 3e journée................ | 0,1 |
| 4e journée................ | 0,05 |
| 5e journée................ | 0,01 |
| 6e journée................ | Traces. |

Cette malade avait déjà reçu trois injections de sulfarsénol avant le 7 janvier.

### Analyse XI

Louise M... — Observation XII.

Le 12 janvier 1920, injection intramusculaire de 0 gr. 60 de sulfarsénol.

| | |
|---|---|
| 1re journée : 1 heure après l'injection. As. él......... | 0,01 |
| 1re journée : 4 heures après. | 0,05 |
| 2e journée................ | 0,5 |
| 3e journée................ | 0,1 |
| 4e journée................ | 0,05 |
| 5e journée................ | 0,01 |
| 6e journée................ | Traces. |
| 7e journée................ | Traces. |

### Analyse XII

M. D. — Observation XIII.

Le 12 janvier 1920, injection intramusculaire de 0 gr. 60 de sulfarsénol.

| | |
|---|---|
| 1re journée : 1 heure après l'injection. As. él........ | 0,01 |
| 1re journée . 7 heures après.. | 0,2 |
| 2e journée.................. | 0,2 |
| 3e journée.................. | 0,05 |
| 4e journée.................. | 0,01 |
| 5e journée.................. | Traces. |
| 6e journée.................. | Traces. |
| 7e journée.................. | Traces. |

### Analyse XIII

D. M. — Observation XIV.

Le 2 janvier 1920, injection intramusculaire de 0 gr. 80 de sulfarsénol (0 gr. 40 à chaque fesse).

| | |
|---|---|
| 1re journée : 1 h. 1/2 après l'injection. As. él........ | 0,01 |
| 1re journée : 3 heures après.. | 0,05 |
| 2e journée.................. | 0,5 |
| 3e journée.................. | 0,2 |
| 4e journée.................. | 0,05 |
| 5e journée.................. | 0,01 |
| 6e journée.................. | 0,01 |
| 7e journée.................. | Traces. |
| 8e journée.................. | Traces. |

B. — *Rythme de l'élimination.*

Dans la méthode des injections intramusculaires, il ne nous a pas été toujours possible d'évaluer quantitativement l'arsenic éliminé dans la première heure qui suit l'injection; mais il est toujours perceptible dans nos analyses avant la fin de la première heure (V. courbe n° 2). En général, la quantité d'arsenic éliminé augmente jusqu'au milieu de la deuxième journée (V. courbe n° 3), rarement jusqu'à la troisième (V. courbe n° 2) et décroît ensuite jusqu'au 6e, 7e jours. Quelquefois, l'élimination reste encore perceptible pendant deux ou trois jours, pour les doses de sulfarsénol auxquelles nous nous sommes arrêtés (0 gr. 60).

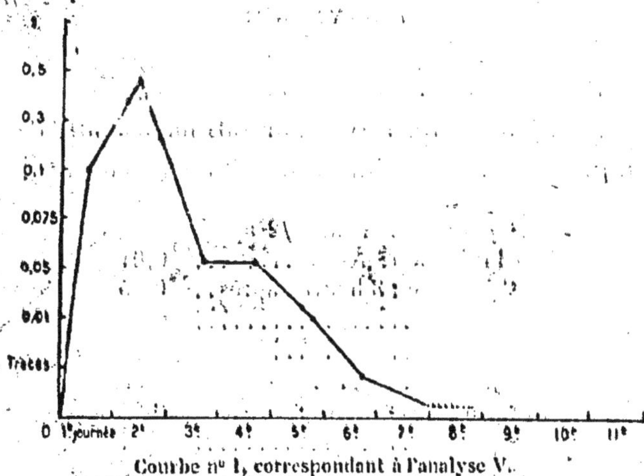


Courbe n° 1, correspondant à l'analyse V.
(*Sulfarsénol intramusculaire*).

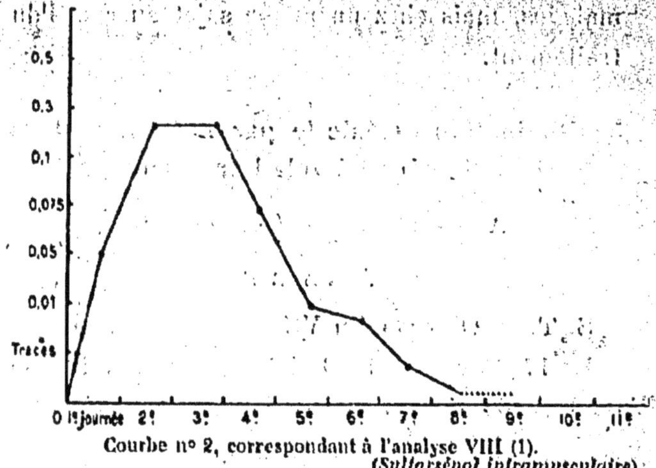


Courbe n° 2, correspondant à l'analyse VIII (1).
(*Sulfarsénol intramusculaire*).

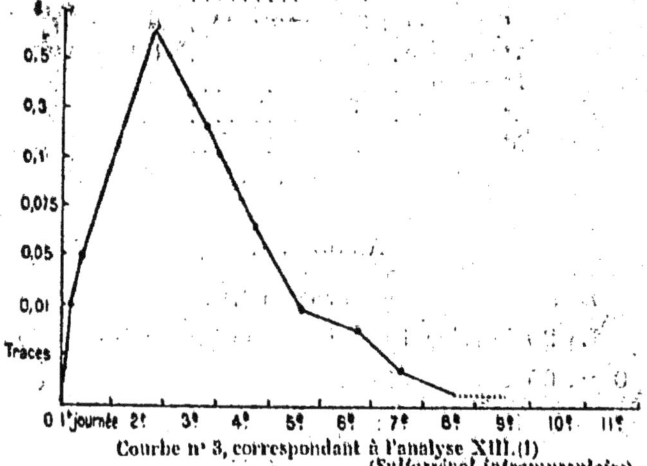


Courbe n° 3, correspondant à l'analyse XIII.(1)
(*Sulfarsénol intramusculaire*).

Nous avons pu constater combien le rythme d'élimination est différent, dans la plupart de nos analyses, et peut varier non seulement avec les

(1) Cette courbe ayant subi un certain décalage à la gravure, se reporter spécialement à l'analyse correspondante.

malades, mais chez un même sujet au cours du traitement.

### 5° Elimination arsénicale par les urines dans la sulfarsénothérapie intraveineuse.

A. — *Résultats des analyses.*

#### ANALYSE I

S. T. — Observation VII.

Le 17 décembre 1919, injection intraveineuse de 0 gr. 60 de sulfarsénol.

| | |
|---|---|
| 1re journée : 1/2 heure après l'injection. As. él......... | 0,05 |
| 1re journée : 3 heures après. | 0,2 |
| 2e journée................. | 0,1 |
| 3e journée................. | 0,05 |
| 4e journée................. | 0,01 |
| 5e journée................. | Traces. |
| 6e journée................. | Traces. |

#### ANALYSE II

Louise M... — Observation XII.

Le 20 janvier 1920, injection intraveineuse de 0 gr. 60 de sulfarsénol.

| | |
|---|---|
| 1re journée : 1 heure après l'injection. As. él......... | 0,1 |
| 1re journée : 4 heures après.. | 0,5 |
| 2e journée................. | 0,2 |
| 3e journée................. | 0,05 |
| 4e journée................. | 0.01 |
| 5e journée................. | 0,01 |
| 6e journée................. | Traces. |

Cette malade avait déjà reçu du sulfarsénol intramusculaire.

### Analyse III

A. R. — Observation XV.

Le 14 janvier 1920, injection intraveineuse de 0 gr. 60 de sulfarsénol.

| | |
|---|---|
| 1re journée : 3 heures après l'injection. As. él......... | 0,5 |
| 1re journée : 8 heures après.. | 0,75 |
| 2e journée................. | 0,1 |
| 3e journée................. | 0,01 |
| 4e journée................. | 0,01 |
| 5e journée................. | Traces. |
| 6e journée................. | Traces. |
| 7e journée................. | Traces. |

B. — *Rythme de l'élimination.*

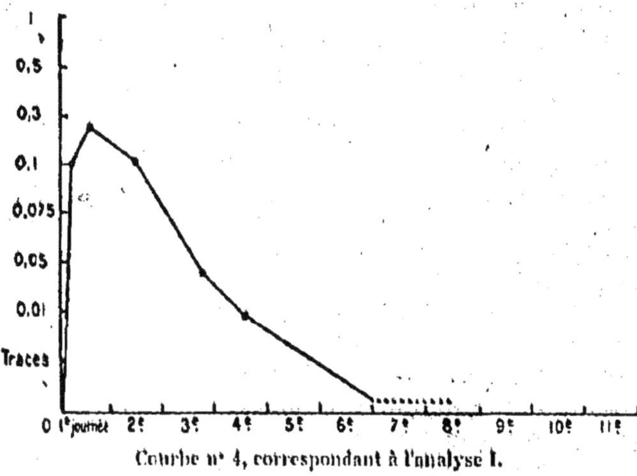


Courbe n° 4, correspondant à l'analyse I.

(*Sulfarsénol intraveineux*).

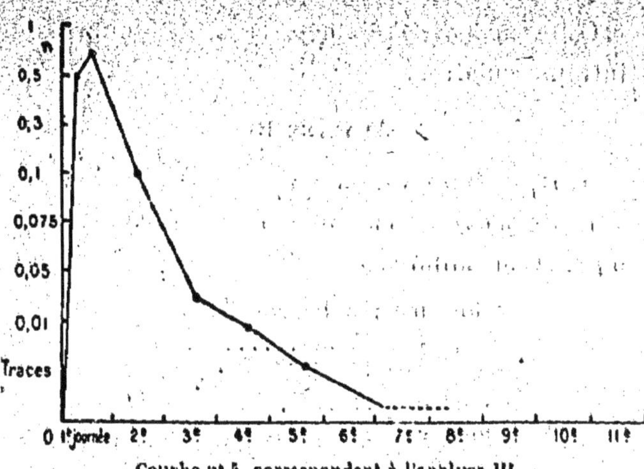


Courbe n° 5, correspondant à l'analyse III.

*(Sulfarsénol intraveineux).*

Dans la méthode des injections de sulfarsénol intraveineux, l'arsenic éliminé est quantitativement très appréciable avant la fin de la première heure. Cette élimination peut atteindre le maximum dans les premières heures (analyses n$^{os}$ I et II), mais d'une façon générale avant la fin de la première journée, pour décroître ensuite et se terminer en lysis vers le huitième ou neuvième jour.

### 6° Elimination arsénicale par les urines dans la néosalvarsanothérapie intraveineuse.

A. — *Résultats des analyses.*

ANALYSE I

Mathilde D..., 47 ans, ménagère.

Plaques muqueuses de la vulve.

Le 13 janvier 1920, injection intraveineuse de 0 gr. 60 de novarsénobenzol.

| | |
|---|---|
| 1re journée : 1 heure après l'injection. As. él. | 0,1 |
| 1re journée : 3 heures après. | 0'25 |
| 2e journée | 0,05 |
| 3e journée | 0,01 |
| 4e journée | 0,01 |
| 5e journée | Traces |
| 6e journée | Traces. |
| 7e journée | Traces. |
| 8e journée | Traces. |

ANALYSE II

Alphonse A., 27 ans, Espagnol.

Gros chancre du fourreau.

Le 15 janvier 1920, injection intraveineuse de 0 gr. 75 de novarsénobenzol.

| | |
|---|---|
| 1re journée : 1/2 heure après l'injection. As. él. | 0,075 |
| 1re journée : 5 heures après | 0,5 |
| 2e journée | 0,05 |
| 3e journée | 0,05 |
| 4e journée | 0,01 |
| 5e journée | 0,01 |
| 6e journée | Traces. |
| 7e journée | Traces. |

### Analyse III

Antoine P..., 30 ans.

Syphilis secondaire grave. Eruption papulo-croûteuse disséminée sur tout le corps. A la gorge et à l'anus, plaques muqueuses.

Le 2 février 1920, injection intraveineuse de 0 gr. 60 de novarsénobenzol.

| | |
|---|---|
| 1re journée : 1 heure après l'injection. As. él. | 0,01 |
| 1re journée : 3 heures après.. | 0,05 |
| 2e journée | 0,5 |
| 3e journée | 0,1 |
| 4e journée | 0,05 |
| 5e journée | 0,01 |
| 6e journée | Traces. |
| 7e journée | Traces. |
| 8e journée | Traces. |

### B. — *Rythme de l'élimination.*

Après les injections intraveineuses de néosalvarsan, l'élimination arsénicale urinaire ressemble beaucoup à cette même élimination dans la sulfarsénothérapie intraveineuse.

Dans l'analyse n° III, le maximum s'est produit dans le commencement de la deuxième journée; mais on l'observe généralement dans la première. (Courbe n° 6 et n° 7.)

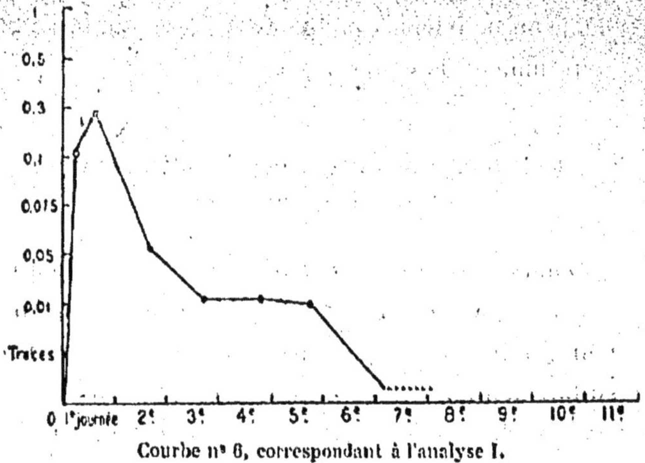


Courbe n° 6, correspondant à l'analyse I.
(*Novarsénobenzol intraveineux*).

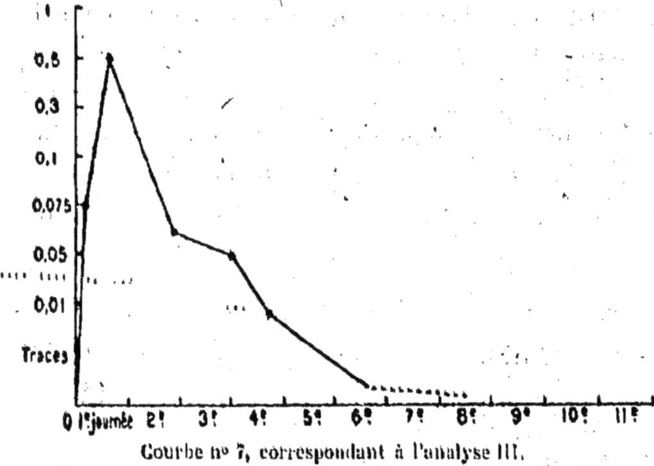


Courbe n° 7, correspondant à l'analyse III.
(*Novarsénobenzol intraveineux*)

En général, la courbe d'élimination monte brusquement durant la première moitié de la journée, puis redescend lentement jusqu'au huitième ou neuvième jour (pour les doses employées couramment dans le service).

### 7° Considérations générales sur l'élimination arsénicale urinaire.

D'après les résultats fournis par les quelques analyses qui précèdent, nous voyons combien l'élimination arsénicale par les urines dans la sulfarsénothérapie intraveineuse ressemble à celle observée dans la néosalvarsanotérapie intraveineuse.

Etudiant ensuite l'élimination arsénicale urinaire dans la méthode des injections intramusculaires par le sulfarsénol, nous avons remarqué des différences dans la précocité et dans le rythme d'élimination avec la méthode intraveineuse. L'arsenic du sulfarsénol intraveineux est nettement perceptible dans les urines avant la fin de la première heure qui suit l'injection. Borstein en a trouvé dix minutes après une injection de novarsénobenzol. Dans la sulfarsénothérapie intramusculaire, l'élimination, perceptible au réactif de Bougault, nous révèle la présence de l'arsenic dans les urines en général vers la fin de la première heure. Elle est très nettement perceptible par analyse quantitative dans la deuxième heure.

En ce qui concerne le rythme, les courbes

d'élimination nous montrent surtout une différence dans l'apparition du maximum de l'élimination arsénicale urinaire. Tandis que, dans le sulfarsénol intraveineux, le maximum de l'élimination se produit en général dans les premières heures après l'injection, dans le sulfarsénol intramusculaire ce maximum ne se produit qu'à la fin du premier jour après l'injection, quelquefois même dans la deuxième journée.

Malgré ces différences dans la précocité et dans le rythme, à quantités de médicament égales, la durée de l'élimination arsénicale par les urines est sensiblement la même dans les différentes méthodes employées (intraveineuse et intramusculaire) et ne paraît guère dépasser le sixième jour (du moins dans les limites d'appréciation que nous avons fixées : c'est-à-dire jusqu'à 0,01 milligramme). Toutefois nous avons pu, dans certains cas, relever des traces d'arsenic douze jours après la fin du traitement. Frenkel, Heiden et Navassart ont pu en trouver huit mois après une injection intraveineuse de 0 gr. 50 centigr. de salvarsan.

Pratiquement, nous pouvons considérer que, pour des doses de 0,60, 0,75, 0,80 centigr. de sulfarsénol, la *majeure* partie de l'élimination arsénicale urinaire se produit dans le courant des six ou sept premiers jours qui suivent l'injection.

L'élimination qui se continue après le sixième jour est si faible que nous n'avons pas cru devoir établir un intervalle de plus de sept à huit jours entre les injections successives.

Pour les mêmes doses de médicament, la quantité d'arsenic métalloïdique éliminée pendant la période comprise entre deux injections successives paraît être la même, à peu de chose près, dans les divers modes d'injection (intraveineuse ou intramusculaire); exception est faite pour la voie intrarectale, les analyses d'Azémar (1) montrant que l'élimination d'As. est infiniment moindre, surtout par rapport à la quantité d'arsenic employé.

Un résultat paraît très remarquable, mais nécessiterait des confirmations, tant il est inattendu : *il n'y a guère de proportion entre la quantité d'arsenic introduite, et la quantité éliminée :* 0.40 donnent autant d'arsenic dans l'urine, ou presque autant que 0,72. Il y a là un phénomène singulier qui doit trouver une explication, soit dans la capacité éliminatrice du rein, soit dans l'élaboration et la défense hépathique contre le poison, soit dans les combinaisons qui s'opèrent dans le milieu circulant. Nous regrettons d'ailleurs

---

(1) Dr Azémar, — *Traitement de la syphilis par les injections rectales de novarsénobenzol.* (Thèse de Toulouse, 1918.)

d'être obligé de nous en tenir à cette simple remarque. Nous ne nous trouvons pas en état présentement d'en développer l'étude.

Si l'on compare la valeur en poids de l'arsenic injecté et l'infime valeur en poids de l'arsenic éliminé par les urines, on peut se demander quel est le sort de l'arsenic différentiel, représentant environ les 5/6 de l'arsenic total injecté.

D'après les nombreuses recherches de A. Morel et Mouriquand, Ulmann, etc..., une grande quantité d'arsenic s'élimine par les voies naturelles d'excrétion (poil, cheveux, fèces, etc..) et une autre partie se fixerait dans les viscères (foie, reins, etc.).

D'autres auteurs ont voulu attribuer aux arsénobenzols une organotropie spéciale.

L'opinion de Jauselme est peut-être la plus rationnelle : « L'arsenic, dit-il, se fixe au hasard, tantôt dans un viscère, tantôt dans un autre, et l'on ignore totalement quel est le déterminisme qui préside à sa localisation. »

En tous cas, le rein n'en élimine qu'une partie relativement peu importante, et sa capacité d'élimination ne se met pas toujours à la hauteur des doses administrées.

En arsénothérapie, l'élimination urinaire fournit des indications, mais elle ne donne pas de décisions, ni de règles, car elle ne joue vraisemblablement qu'un faible rôle dans l'expulsion des poisons.

## CONCLUSIONS

1° Au point de vue thérapeutique : avec Chatellier, nous considérons que l'administration intramusculaire du sulfarsénol constitue un traitement de la syphilis aussi efficace que n'importe quel autre.

2° La possibilité d'administrer cet arsénobenzol par la voie intramusculaire, intraconjonctive, en rend l'emploi particulièrement précieux quand il s'agit de sujets ou de conditions où l'administration intraveineuse est impossible (enfants, sujets gras, etc...).

3° La recherche de l'arsenic dans les urines des syphilitiques traités par le sulfarsénol montre ceci :

*A)* L'arsenic apparait dans les urines :

*a)* Après administration intramusculaire, avant la fin de la première heure qui suit l'injection.

*b)* Après administration intraveineuse, l'arsenic apparait quelques minutes plus tôt.

*B)* Le maximum d'élimination arsenicale se produit en général :

*a)* Après administration intramusculaire, entre la vingtième et la trente-sixième heure après l'injection.

*b)* Après administration intraveineuse, entre la troisième et la vingtième heure.

Toutefois, ces chiffres n'ont absolument rien de fixe et il existe des variations énormes de malade à malade, et chez un même sujet, de moment à moment.

*C)* En général, l'arsenic éliminé, pouvant être apprécié quantitativement, a disparu vers la fin du septième jour.

*D)* Pour autant que nous puissions l'avoir observé, l'élimination arsénicale en quantité totale est sensiblement égale quel que soit le mode d'administration (intramusculaire ou intraveineuse).

4° Il nous a paru ne pas y avoir de proportion quantitative entre l'arsenic éliminé par les urines et l'arsenic injecté.

5° Il n'est pas défendu de se demander s'il n'y a pas lieu d'établir un rapport entre le maximum d'élimination de l'arsenic urinaire et le fait que dans le chancre les spirochètes disparaissent habituellement vers la trentième heure.

---

# BIBLIOGRAPHIE


LÉVY-BING, LEHNHOFF-WYLD et GERBAY. — « Un nouveau composé arsénical. » *Annales des maladies vénériennes*, nº 9, 1919.

BERNARD. — Le Sulfarsénol. *In Scalpel*, nº 19, 19 octobre 1919.

VERNAUX et R. BERNARD. — « Contribution au traitement de la syphilis par le Sulfarsénol. » *Scalpel*, nº 24, décembre 1919.

L. CHATELLIER. — « Le traitement de la syphilis et de quelques dermatoses par le Sulfarsénol intarmusculaire. » *Toulouse médical*, nº 5, 1er mars 1920.

A. KLING. — *Annales des falsifications et fraudes*, septembre-octobre 1917, p. 438. « Méthode de dosage de l'arsenic dans les glucoses. »

VUAFLART. — *Annales des falsifications et fraudes*, 1916, nos 94-95, page 272. « Réaction de Bougault. »

DENIGÈS. — *Précis de chimie analytique*, 4e édition, p. 380, Paris, 1913.

J. BOUGAULT. — *Journal phys. et chim.*, 6e série, t. XV, p. 527 (1902) et t. XVII, p. 37.
*Bulletin de l'association des Etudiants en pharmacie de France* (1916).

AZÉMAR. — « Traitement de la syphilis par les injections rectales de Novarsénobenzol. » — Thèse de Toulouse mars 1918, et in *Annales de Dermatologie et de Syphiligraphie*, 1919.

DENIGÈS. — *Précis de chimie analytique*, page 786, (1913).

JEANSELME. — *Presse médicale*, 22 octobre 1913, nº 86, p. 857. « Des localisations de l'arsenic dans les viscères après injections de 606. »

DENIGÈS. — *Société de Biologie*, 1905, p. 785. « Méthode diaphanométrique. »

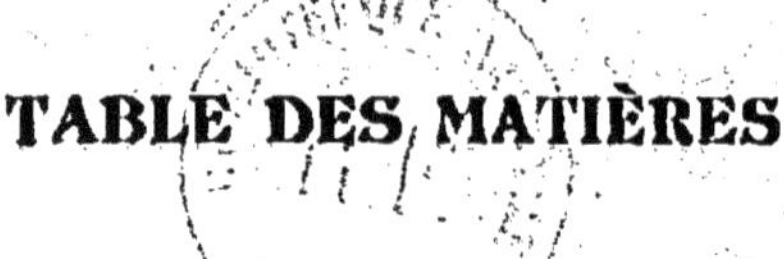

# TABLE DES MATIÈRES

Imprimerie Vve Bonnet, 2, Rue Romiguières. — Toulouse.

www.ingramcontent.com/pod-product-compliance
Ingram Content Group UK Ltd.
Pitfield, Milton Keynes, MK11 3LW, UK
UKHW020347220726
13923UKWH00004B/1574

9 782329 068824